TRAITÉ PRATIQUE

DES

ACCOUCHEMENTS,

DES

MALADIES DES FEMMES ET DES ENFANTS

ATLAS

Contenant 27 Planches — 407 Figures

PAR

G.-A. DELATTRE

ANCIEN CHIRURGIEN-MAJOR DE LA MARINE

CHEVALIER DE LA LÉGION-D'HONNEUR.

BREST

IMPRIMERIE ET LITHOGRAPHIE ROGER ET FILS

Rue Saint-Yves, 32.

1863

Planche A.

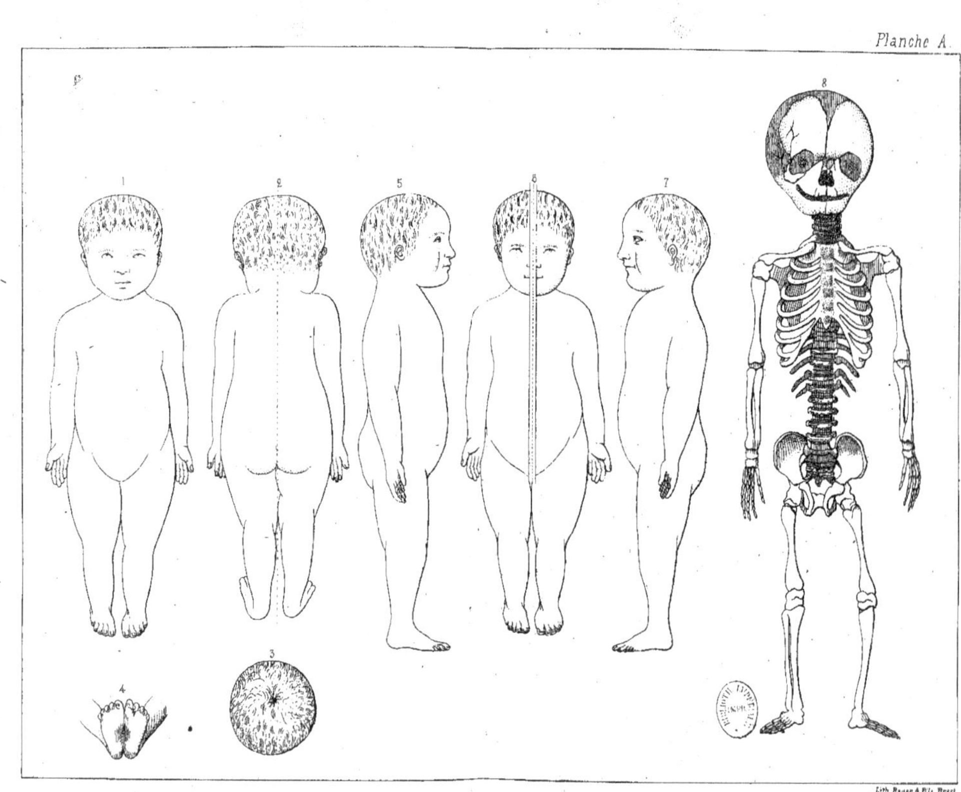

Lith Roger & Fils, Brest

F. 1. Attitude du corps pour l'étude. Plan antérieur.

F. 2. Axe du corps. Plan postérieur.

F. 3. Plan supérieur.

F. 4. Plan inférieur.

F. 5. Plan latéral droit.

F. 6. Coupe sur la ligne médiane.

F. 7. Plan latéral gauche.

F. 8. Squelette.

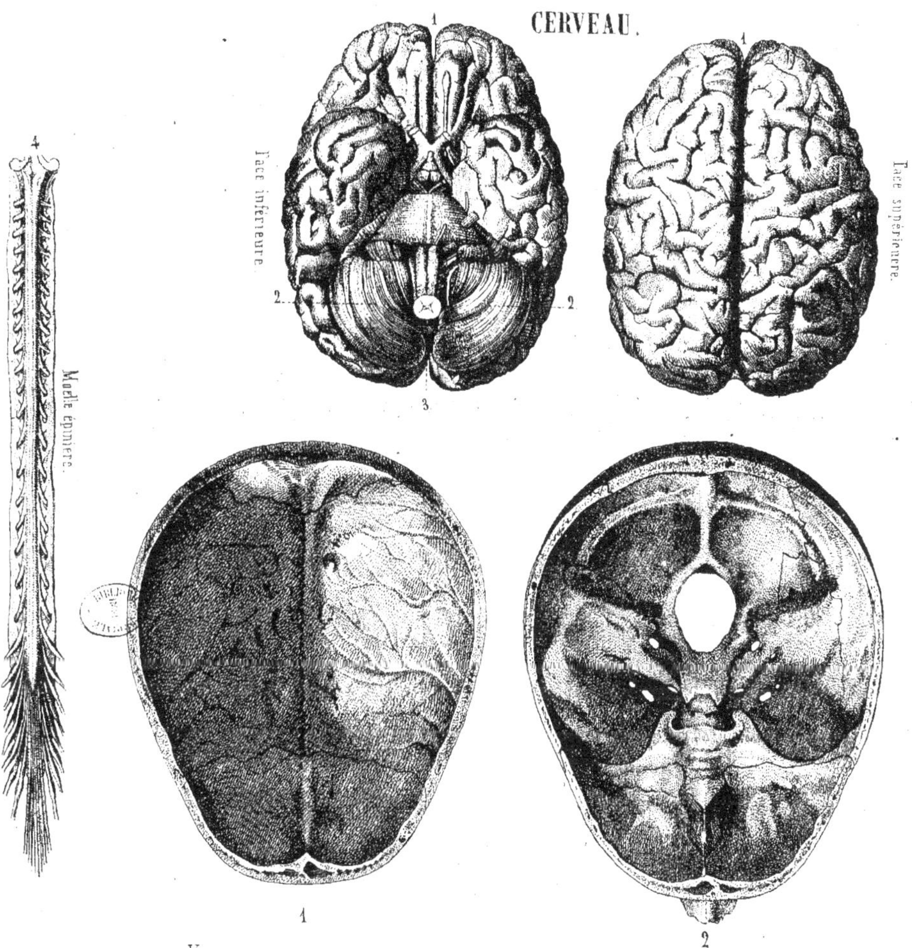

CERVEAU.
Face inférieure.
Face supérieure.
Moelle épinière.
1
Voute intérieur du Crâne.
2
Base intérieur du Crâne.

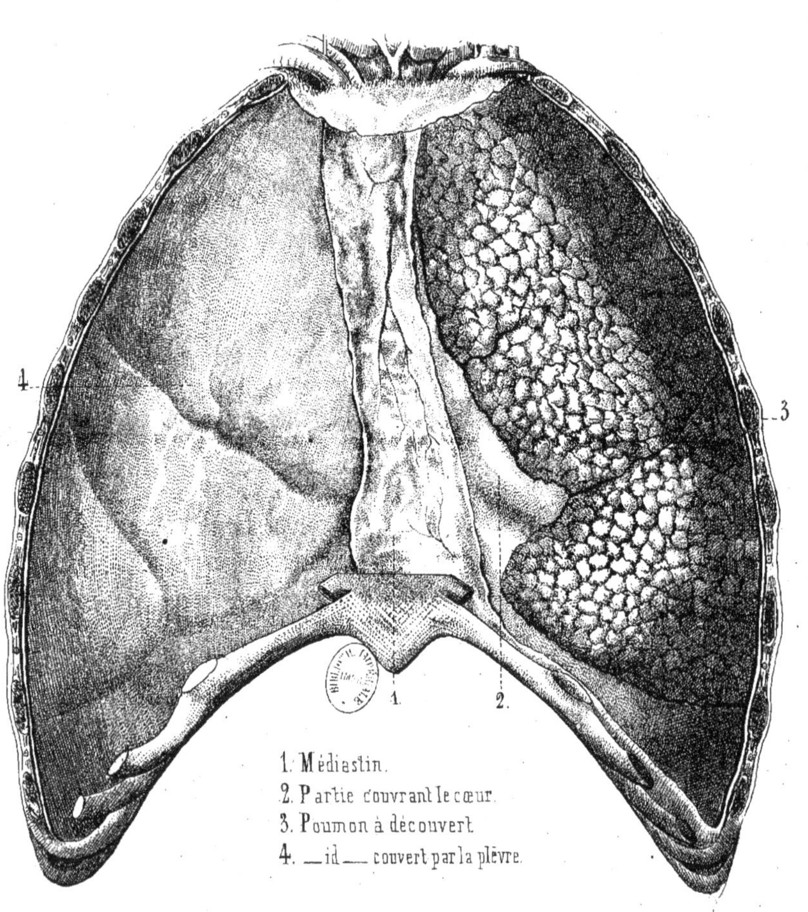

1. Médiastin.
2. Partie couvrant le cœur.
3. Poumon à découvert.
4. _id_ couvert par la plèvre.

Derambure Dess. Lithog.

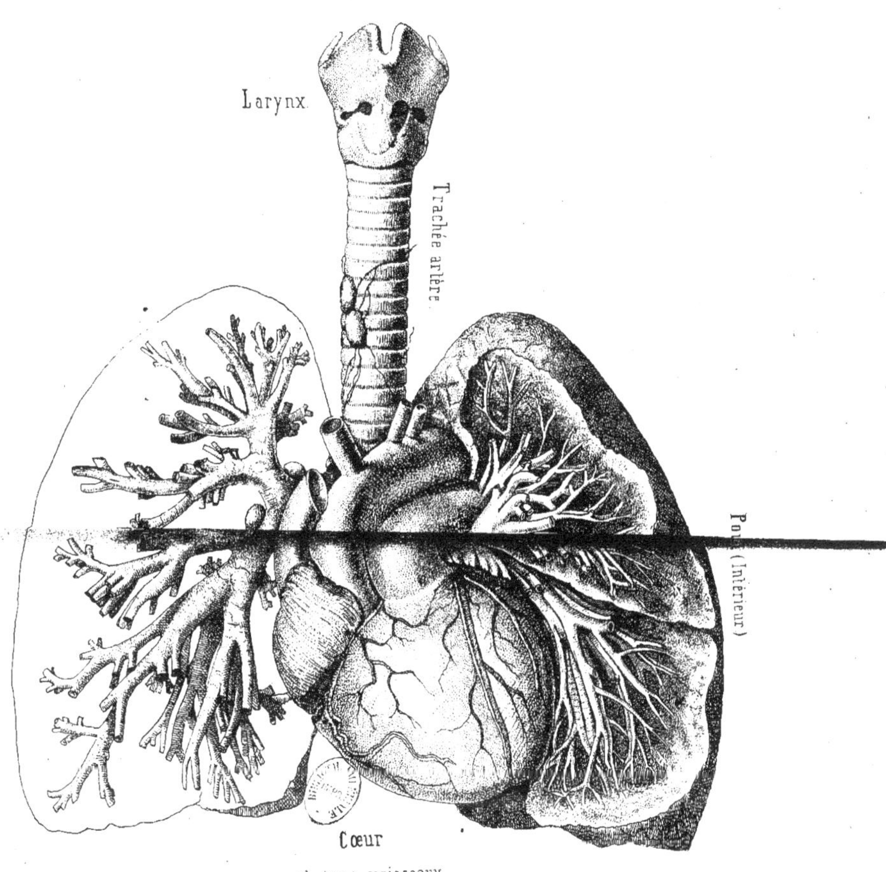

Larynx.
Trachée artère.
Bronches.
Poumon (Intérieur)
Cœur
et gros vaisseaux.

Région
Epigastrique.
Hypochondre
droit.
Epigastre
Hypochondre
gauche
Région
Ombilicale.
Flanc
droit.
Ombilic.
Flanc
gauche.
Région
Hypogastrique.
Région
iliaque droite
Hypogastre
Région
iliaque gauche
Région
Pubienne
Aine droite
Pubis
Aine gauche

ABDMEN

Lith. Roger & Fils Brest

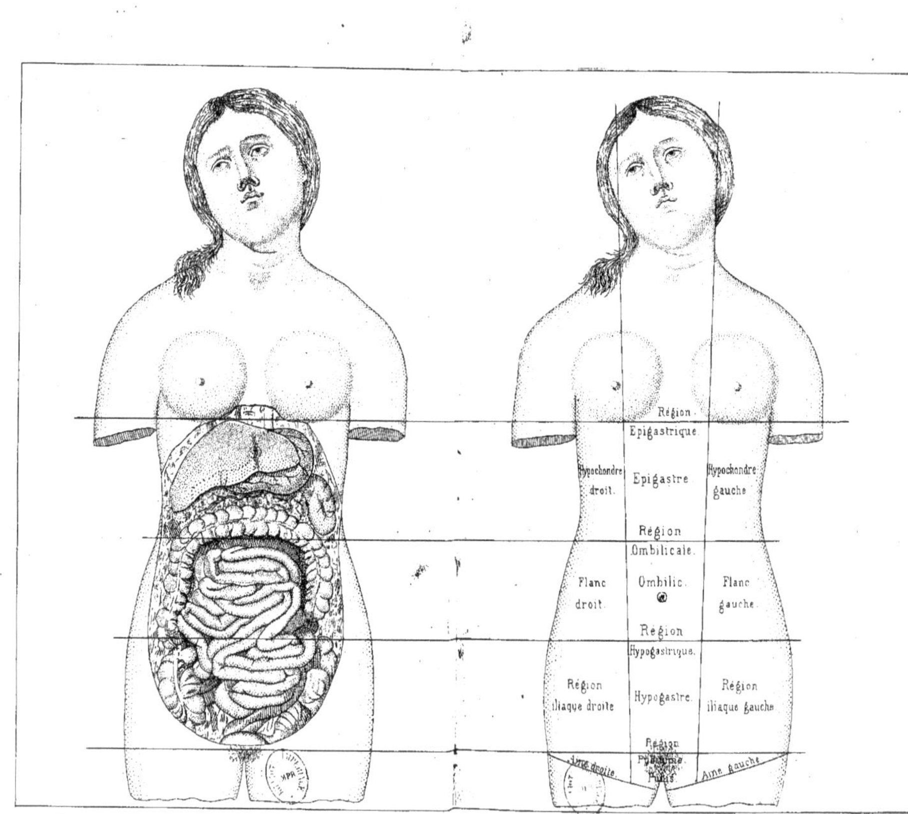

ABDOMEN.

—

A droite, paroi antérieure conservée; régions de l'abdomen.

A gauche, paroi antérieure enlevée, laissant voir les viscères contenus à la superficie: foie, estomac, fin de l'œsophage, rate, gros intestin, intestin grêle, vessie; d'autres organes, ceux de la profondeur, sont cachés par les précédents.

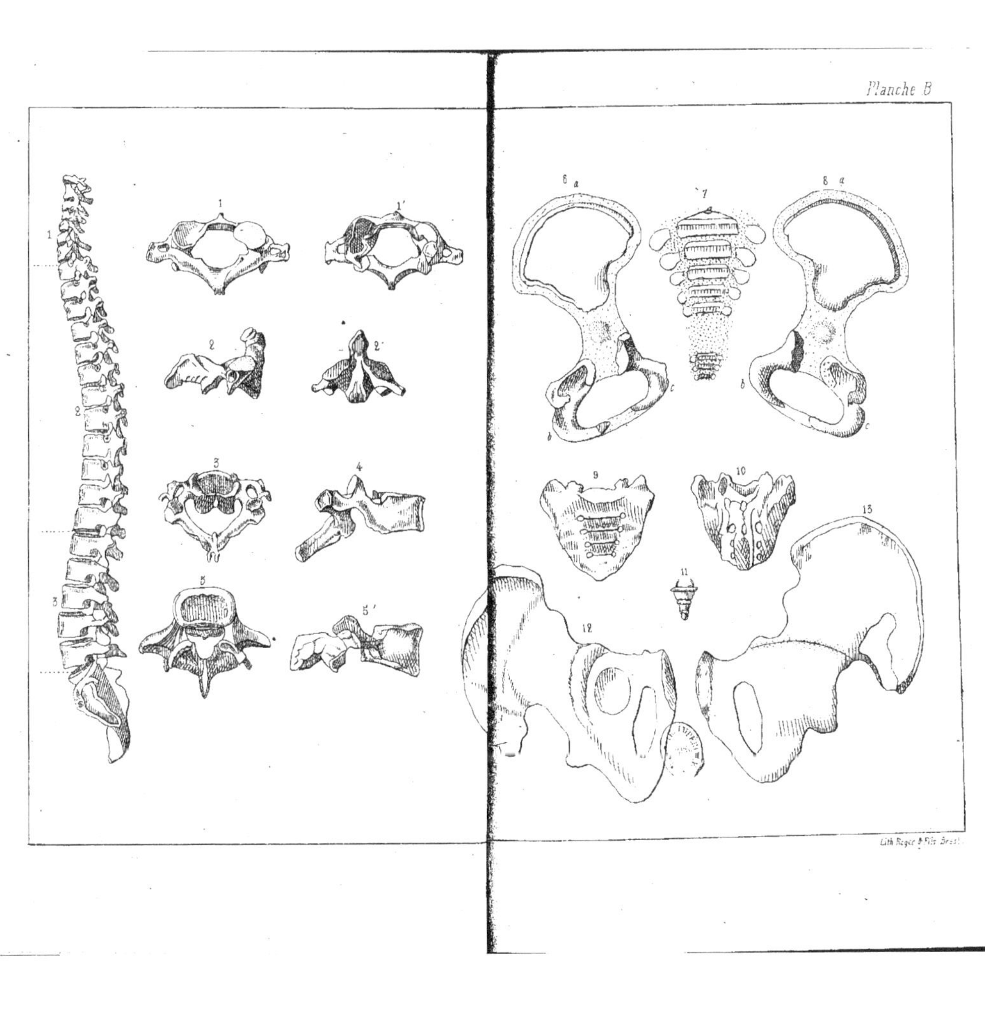
Lith Roger & Fils Brest

F. *sans chiffre en dessus.* Épine du dos, trois raies, la première
finit la petite colonne supérieure n° 1, qui est la
région cervicale ou le cou; la deuxième finit la colonne moyenne n° 2, qui est la région dorsale ou le
dos; la troisième termine la colonne inférieure n° 3,
qui est la région lombaire ou les reins; au-dessous de
la troisième raie sont le sacrum et le coccyx, qui font
partie de la colonne vertébrale pendant un temps,
chez le fœtus, puisqu'ils sont formés primitivement
par des vertèbres.

F. 1. Atlas, face inférieure.

F. 1'. Atlas, face supérieure.

F. 2. Axis, vu de profil.

F. 2'. Axis, vu en devant.

F. 3. Vertèbre cervicale du milieu.

F. 4. Vertèbre dorsale   *id.*

F. 5. Vertèbre lombaire   *id.*

F. 5'. Cinquième vertèbre lombaire, articulée avec le sacrum.

F. 6. *a* Ilium, *b* pubis, *c* iskion.

F. 7. Sacrum du fœtus : portions ossifiées des fausses vertèbres, la partie pointillée est cartilagineuse, et unit
les pièces précédentes; en dessous est le coccyx,
disposé de la même manière.

F. 8. Os iliaque du fœtus, *a* ilium, *c* pubis, *b* iskion; la partie du contour et celle intermédiaire, pointillée, in-
diquent la portion cartilagineuse, unissant celles qui
sont osseuses; il en est de même pour l'autre os
iliaque.

F. 9. Face antérieure du sacrum, chez l'adulte.

F. 10. Face postérieure du sacrum, chez l'adulte.

F. 11. Coccyx.

F. 12. Os iliaque chez l'adulte, face externe.

F. 13.   —   —   face interne.

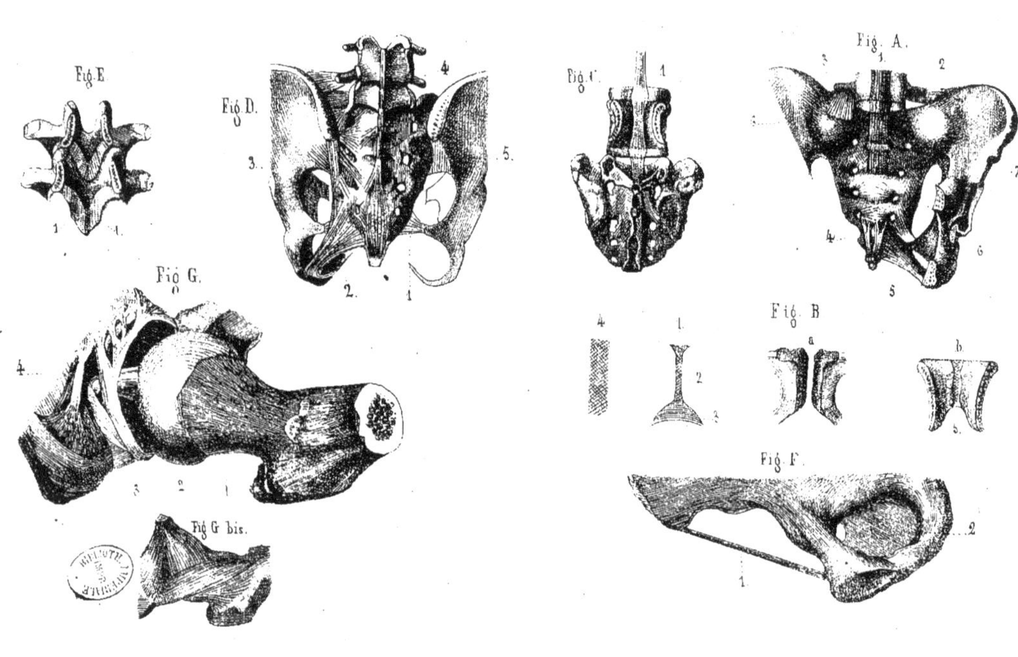

Fig. E.
Fig. D.
Fig. C.
Fig. A.
Fig. G.
Fig. B.
Fig. G bis.
Fig. F.

Fig. A. Vue en devant.

1. Ligament vertébral commun antérieur.
2. Ligament ilio-lombaire.
3. Ligament sacro-lombaire.
4. Sacro-coccygien antérieur.
5. Grand ligament sacro-sciatique
6. Petit ligament sacro-sciatique
7. Ligamens sacro-iliaques antérieurs.

Fig. B. Symphyse pubienne.

a. Symphyse un peu écartée - Vue en devant -
1. Ligament interpubien supérieur
2. ——— id ——— id ——— moyen
3. ——— id ——— id ——— inférieur
4. ——— id ——— pubien antérieur.
b. Symphyse vue en arrière.
5. Ligament pubien postérieur.

Fig. C.

1 Ligament vertébral commun postérieur.

Fig. D.

1 Petit ligament sacro-sciatique.
2 Grand ligament sacro-sciatique
3 Ligamens sacro-iliaques postérieurs
4 ——— id ——— subépineux
——— id ——— ineux.

Fig. E.

Epine du dos coupée, vue en arrière.
1. Ligamens jaunes.

Fig. F.

1. Ligament de Fallope.
2 Ligament obturateur.

Fig. G.

Articulation ilio-fémorale ouverte.
1. Col du fémur.
2. Tête du fémur
3. Bourrelet cotyloïdien
4. Ligament intérieur.

Fig. G bis

Articulation ilio-fémorale fermée.
Ligament capsulaire.

Lith. Daget r. Diane, 61 et 69.   Berambure Dessinateur.

Planche 2.

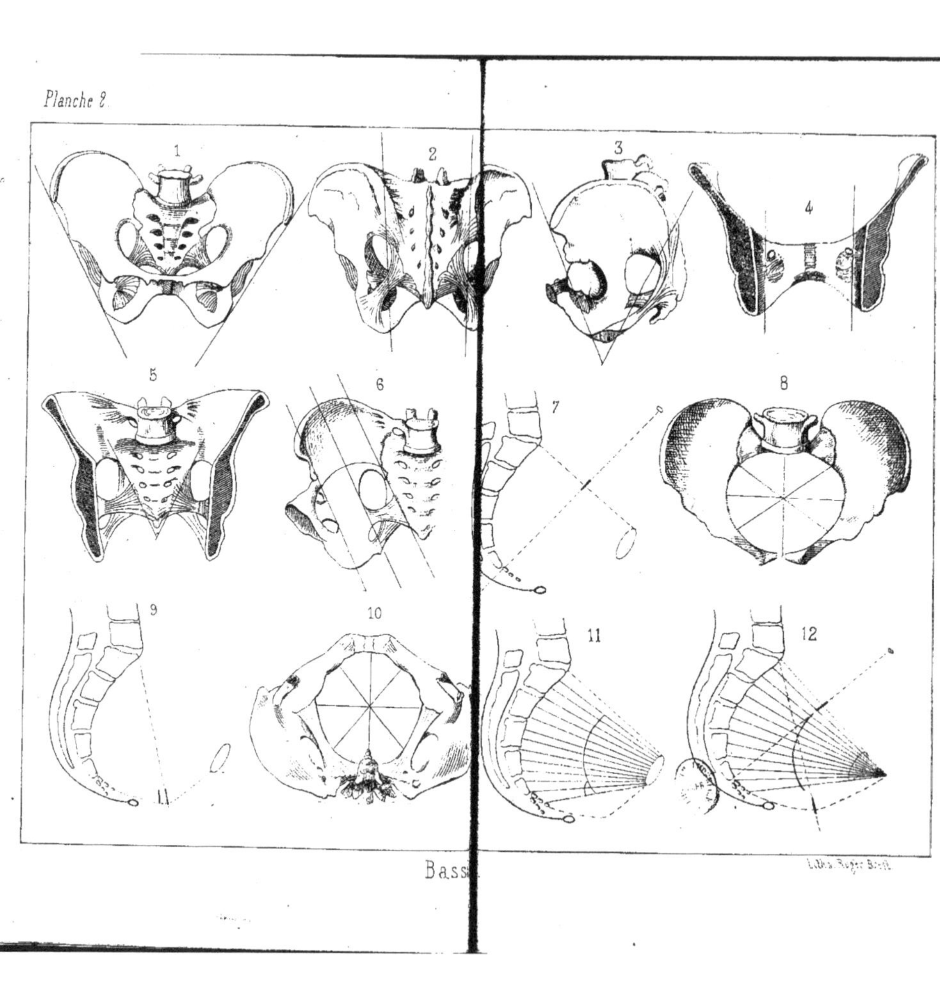

Bassin

F. 1. Bassin d'accouchement (surface extérieure). Lignes, limites de la région antérieure.

F. 2. Lignes, limites de la région postérieure (surface exté- rieure).

F. 3. Lignes, limites de la région latérale (surface extérieure).

F. 4. Lignes, limites de la région antérieure de l'excavation.

F. 5. — — postérieure de l'excavation.

F. 6. — — latérale de l'excavation.

F. 7. Axe et plan du détroit supérieur.

F. 8. Détroit supérieur; ses diamètres.

F. 9. Axe et plan du détroit inférieur.

F. 10. Détroit inférieur; ses diamètres.

F. 11. Axe et plan multiple de l'excavation, avec les plans du détroit supérieur et du détroit inférieur.

F. 12. Rapports des plans et axes des détroits et de l'excavation.

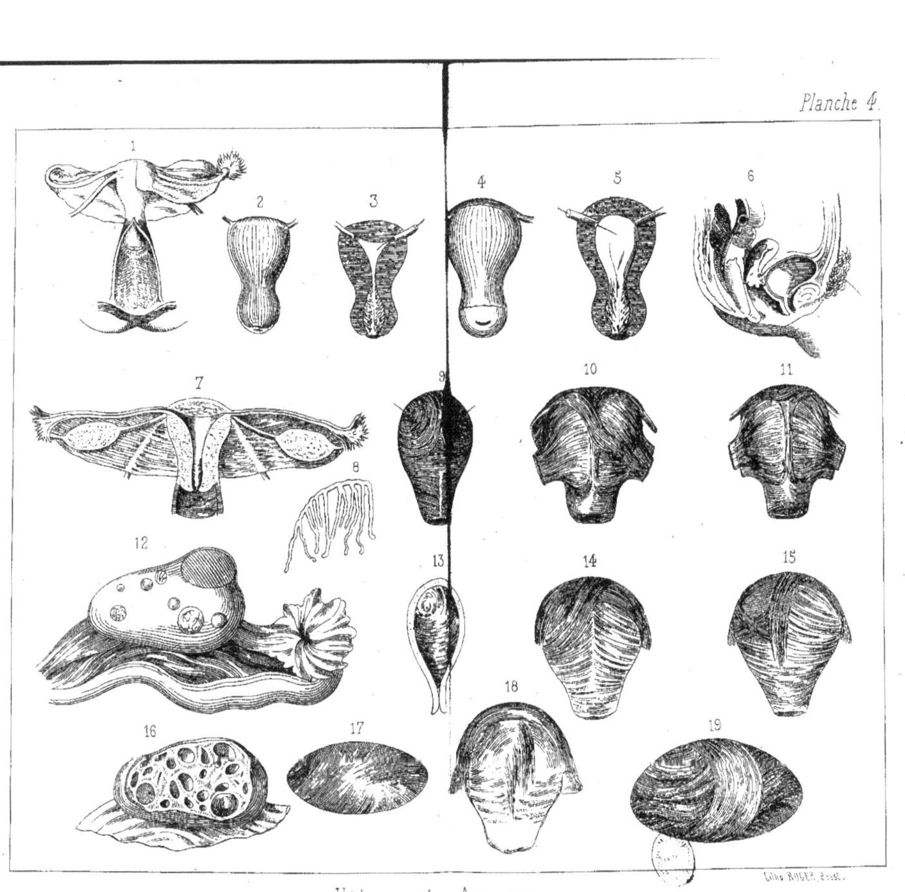

Utérus et Annexes.

F.   1. Utérus, ovaire, son ligament; trompe, ligament rond;
ligament large; un côté est dépouillé du feuillet antérieur du ligament large, le pavillon de la trompe est
appliqué sur l'ovaire; vagin ouvert, bas de la vulve
et du siège.

F.   2. Utérus de primipare, en vacuité.

F.   3.   —   —   —   coupé sur le travers.

F.   4. Utérus de multipare, en vacuité.

F.   5.   —   —   —   coupé sur le travers.

F.   6. Coupe médiane du bassin, laissant voir sa moitié
gauche, le pubis, la paroi abdominale, la vessie, son
ligament supérieur, le péritoine, ses culs-de-sac,
l'utérus, les ligaments utéro-vésical et utéro-recto-
sacré, le rectum, les os, les chairs du siège.

F.   7. Utérus et annêxes coupés sur le travers.

F.   8. Corps de *Rosenmuller*.

F.   9. Fibres charnues de l'utérus *(Boivin)*.

F. 10, 11.   —   —   sur ses deux faces *(Deville)*

F. 13, 14, 15, 17, 18, 19. Fibres charnues superficielles et
profondes de l'utérus (*P. Dubois* et *Pajot*).

F. 12. Ovaire, ovules à divers degrés d'évolution, ligament
large et trompe.

F. 16. Ovaire coupé.

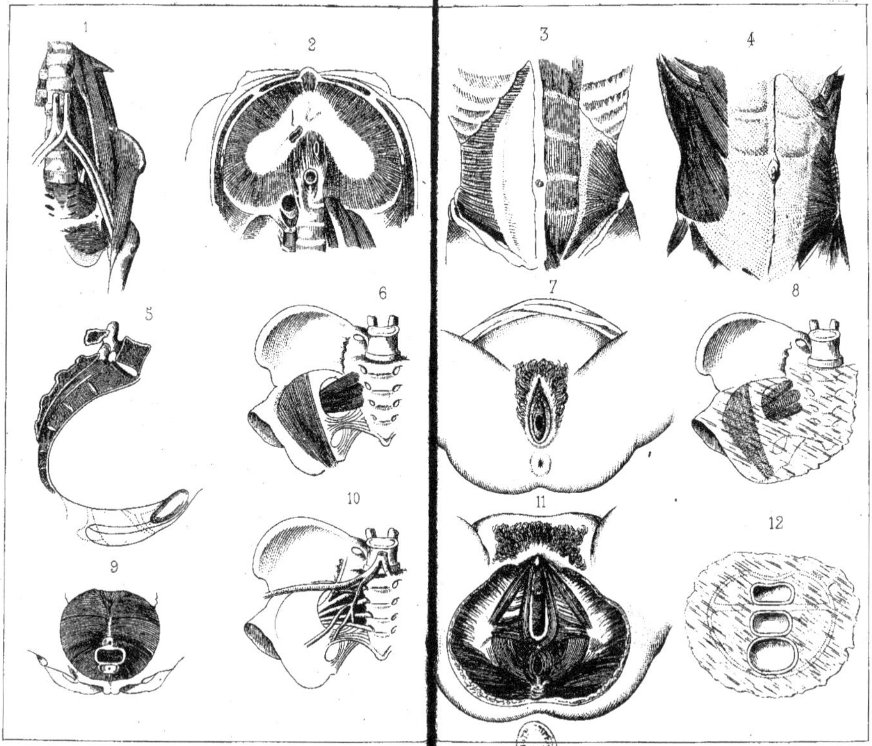

Parties molles du Bassin.

F. 1. Muscles, petit psoas, grand psoas et iliaque.

F. 2. Muscle diaphragme.

F. 3. Muscles, transverse, petit oblique, droit abdominal
pyramidal de l'abdomen, portion de l'aponévro
abdominale.

F. 4. Muscles, grand oblique, petit oblique, aponévrose a
dominale.

F. 5. Aponévroses périnéales et pelvienne.

F. 6. Muscles pyramidal du bassin et obturateur interne.

P. 7. Vulve , anus.

F. 8. Aponévrose pelvienne, portion verticale.

F. 12.   —   —   horizontale.

F. 9. Muscles releveurs de l'anus et iskio-coccygiens.

F. 10. Nerfs sacrés, artères iliaques.

F. 11. Muscles du périnée et de la vulve.

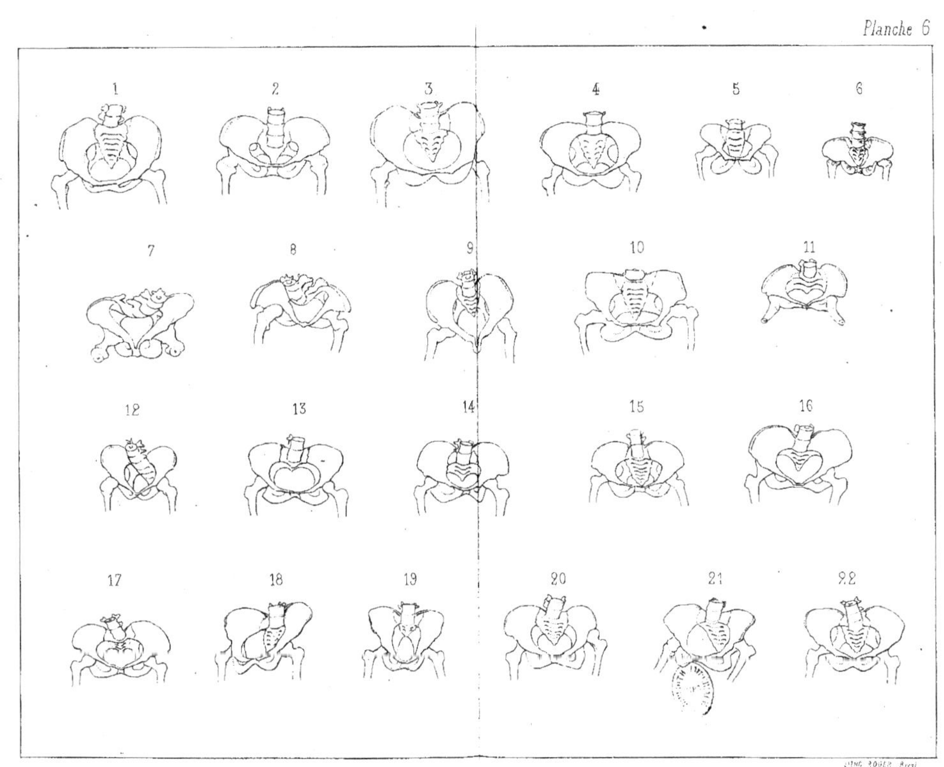

Bassins viciés.

Les 22 bassins viciés portés sur cette planche forment, à bien dire, tous les genres connus.

M. *Guy*, aîné, rue de l'École de Médecine, 6, à Paris, les a imités d'après nature, les a fait faire en pâte dure nommée *carton-pierre*. Son gendre et successeur, M. *Vasseur*, les a fait photographiër et c'est d'après ses cartes photographiques que nous présentons les figures ci-jointes.

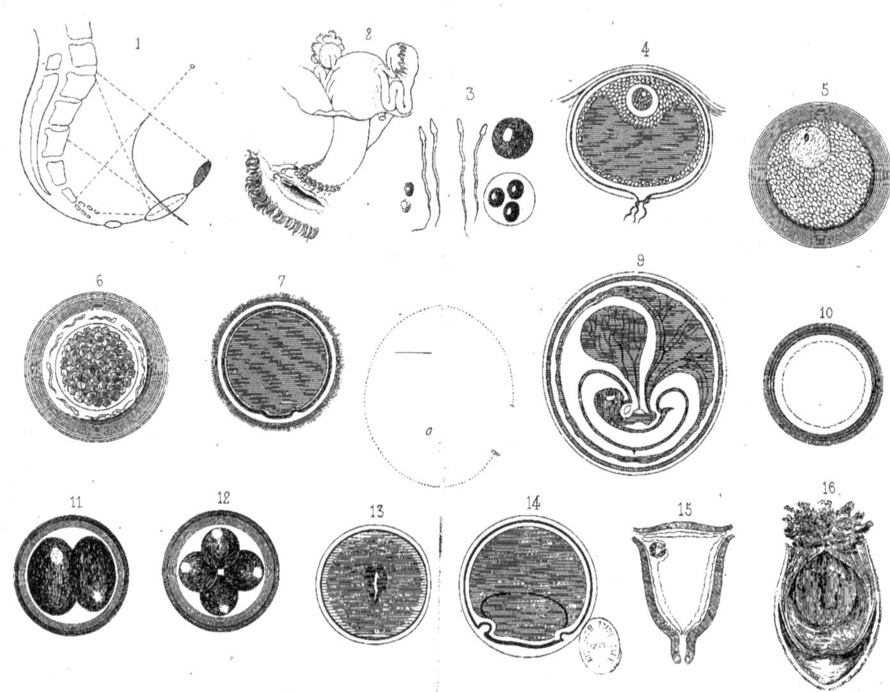

Embryologie.

F. 1. Plans et axes du bassin pour les parties molles et dures.

F. 2. Parties génitales, vues de côté.

F. 3. Spermatozoïdes; cellules grandes et petites.

F. 4. Vésicule de Graaf.

F. 5. Ovule.

F. 11, 12, 6. Segmentation du jaune.

F. 10. Formation de la vésicule blastodermique.

F. 7. Formation de l'embryon, de profil.

F. 13. Formation de l'embryon, de face.

F. 14. Développement de l'embryon.

F. 15. Arrivée de l'ovule dans l'utérus.

F. 8. Embryon, vésicule ombilicale, vésicule allantoïde, développement de l'amnios, qui est près de se clore.

F. 9. Embryon, vésicule ombilicale, vésicule allantoïde formant le chorion, amnios clos, se développant pour tapisser le chorion à son intérieur.

F. 16. Formation du placenta.

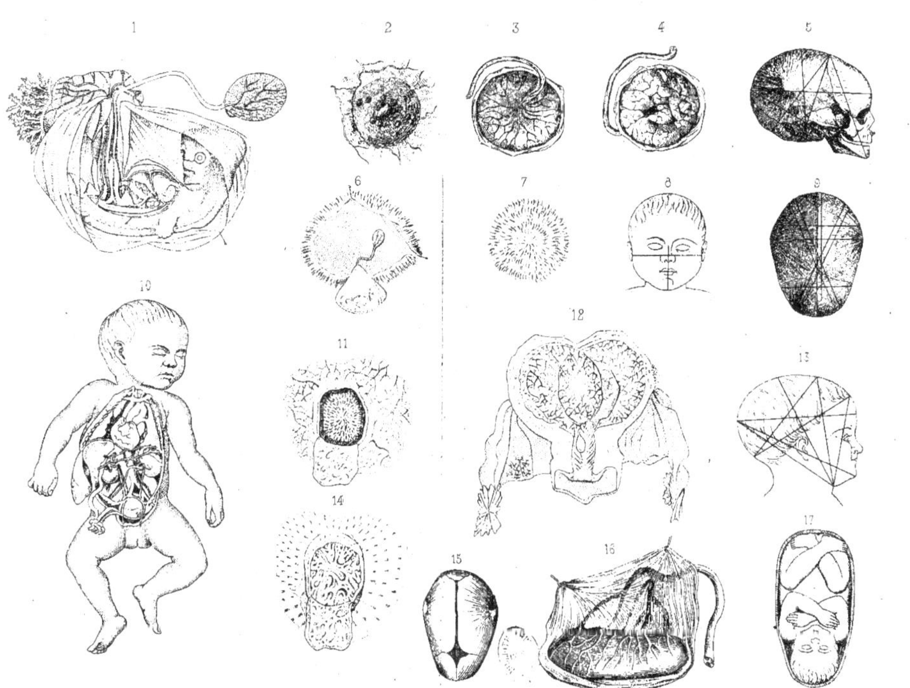

EMBRYOLOGIE.

F. 1. Embryon dans les membranes qui vont se clore; vési-
        cule ombilicale, villosités choriales.

F. 2. Mamelle.

F. 3. Face fœtale du placenta.

F. 4. Face utérine du placenta.

F. 7. Villosités recouvrant l'ovule.

F. 6. Ovule ouvert, vésicule ombilicale, embryon rudimen-
        taire.

F. 8. Diamètres propres à la face.

F. 9. Diamètres propres au sommet.

F. 5. Diamètres communs, au sommet et à la face, sur les
        os, sans chairs.

F. 13. Diamètres communs, au sommet et à la face, avec
        chairs et os.

F. 10. Fœtus à terme; ventre ouvert.

F. 11. Ovule se recouvrant de la membrane caduque.

F. 12. Muqueuse utérine caduque.

F. 14. Muqueuse utérine renouvelée.

F. 15. Fontanelles antérieure et postérieure; les temporale et
        mastoïdienne sont sur la fig. 5.

F. 16. Cordon ombilical fixé sur les membranes.

F. 17. Attitude du fœtus avant la présentation du sommet et
        de la face, en renversant le dessin l'attitude devient
        celle du pelvis; en mettant le dessin en travers, c'est
        l'attitude de la présentation de l'épaule; pour la com-
        pléter, un des deux bras n'a plus qu'à glisser en bas.

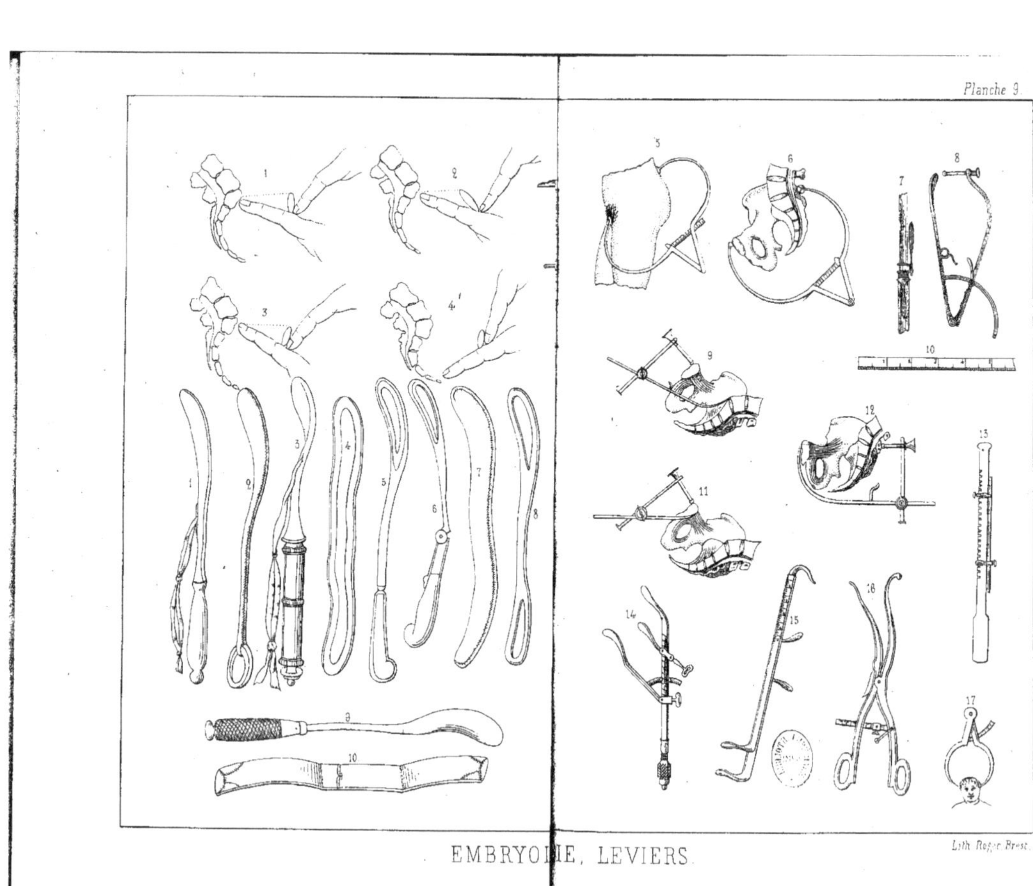

EMBRYOTIE, LEVIERS.

LEVIERS.

F. 1. Levier de *Rigaudeau*, avec lacs.
F. 2. Levier de *Titsing*.
F. 3. Levier d'*Herbiniau*, à syphon, pour injecter l'utérus.
F. 4. Levier allemand.
F. 5. Levier de *Péan*.
F. 6.   —   brisé, plus employé.
F. 7. Levier de *Platmann*.
F. 8. Levier Français.
F. 9. Levier à cuiller d'*Albucasis*, modifié par *Fried* le père ;
    on s'en servait aussi pour vider le crâne.
F. 10. Levier de *Roonhuysen*.

PELVIMÉTRIE.

F. 1, 2, 3. Mensuration du détroit supérieur, par les doigts ;
    inclinaisons variées du pubis.
F. 4. Mensuration du détroit inférieur, par les doigts.
F. *sans numéro*. Mécomètre de *Chaussier*, pour mesurer l'enfant.
F. 17. Compas d'épaisseur de *Baudelocque*, appliqué à la
    mensuration d'une tête d'enfant.
F. 5. Compas d'épaisseur, modifié par *Stein*, appliqué sur
    les chairs, mesurant le bassin, de dehors en dehors.
F. 6. Compas d'épaisseur, modifié par *Stein*, appliqué sur les
    os même, pour mesurer le bassin.
F. 14. Pelvimètre de Mme *Boivin*.
F. 15. Pelvimètre de *Coutouly*.
F. 18. Grand pelvimètre de *Stein*.
F. 13. Petit pelvimètre de *Stein*.
F. 10. Échelle de mesure, pour y appliquer doigts ou instru-
    ments et connaître les dimensions exactement.
F. 8. Instrument de *Van-Huével*. Il est appliqué dans les
    3 fig. qui suivent.
F. 9. Mensuration du détroit supérieur d'en avant du pubis
    à l'angle sacro-vertébral.
F. 11. Mensuration de l'épaisseur du pubis, pour la déduire
    de la mesure précédente.
F. 12. Mensuration du détroit supérieur de dehors en dehors.
F. 7. Autre pelvimètre.

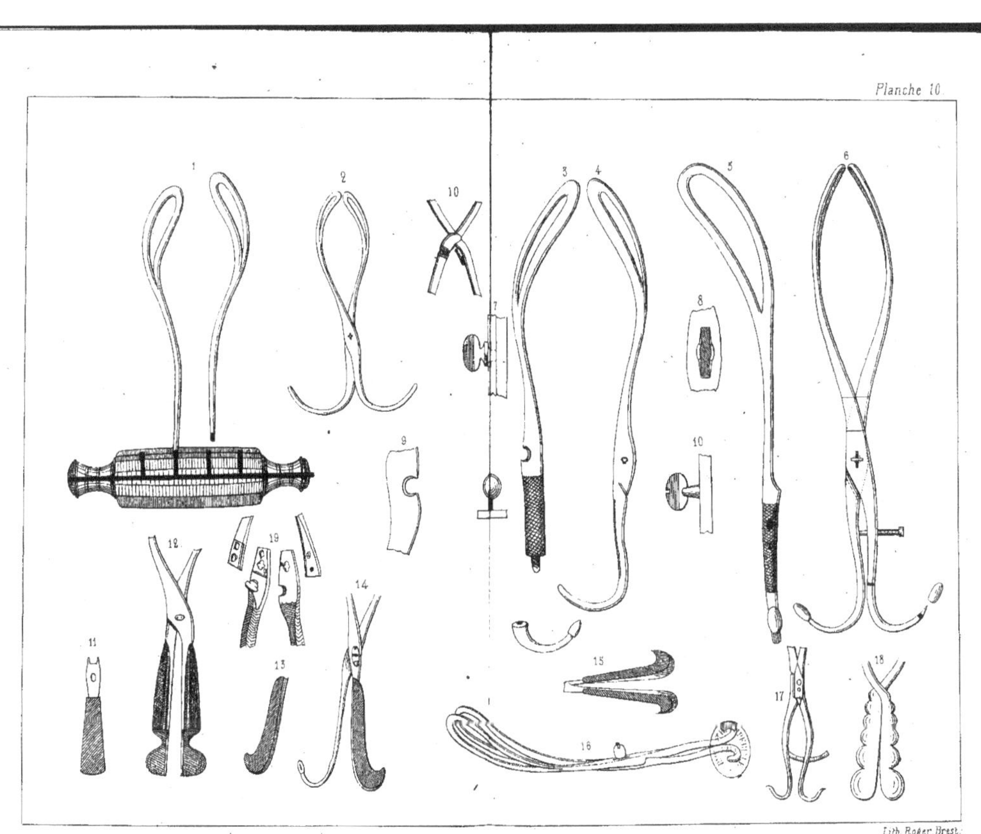

FORCEPS.

F. 1. Forceps de M. *Mattei;* manche horizontal en 2 moitiés, la supérieure a des créneaux pour s'approprier à l'écartement des cuillers.

F. 2. Petit forceps de 30 centimètres, dont 22 du pivôt au bout des cuillers, et 8 du pivôt à la crosse des manches; il est puissant et court; on tire à l'aide des index et médius en pronation dans les crochets; nousle proposons de préférence à ceux de *Simpson, Mattei,* etc.; il ne peut servir que pour le détroit inférieur.

F. 3. Branche droite du forceps, pourvue d'un perce-crâne droit, et d'un crochet aigu, couvert par une olive.

F. 4. Branche gauche du forceps, crochet mousse.

F. 5. Branche de forceps ayant un trou pour détourner les olives et les crochets, puis au-dessous un creux recevant la vis, arc-boutant indicateur.

F. 6. Forceps assemblé (de face), ayant deux raies marquant, la supérieure, 22 centimètres (pour le détroit inférieur), l'inférieure 25 (pour le milieu de l'excavation), l'articulation 28 (pour le dessus du détroit supérieur), cela indique la longueur à introduire et celle introduite; articulation en mortaise, vis, arc-boutant indicateur, placée, ayant des chiffres indiquant le diamètre tête-forceps; au-dessous, raie indiquant le perce-crâne droit, plus bas le crochet aigu et l'olive (le forceps est ainsi d'après nos vues).

F. 7. Articulation à échancrure, assemblée, vis à plaque.

F. 8. Mortaise.

F. 9. Échancrure latérale, et, près d'elle, pivôt fixe, à lentille.

F. 10. Pivôt tournant, à plaque crénelée.

F. 10 (*en haut de la planche*). Articulation à crochets.

F. 11. Tourne-vis, tourne-olive, à 2 pointes pour dévisser le cercle retenant les pivôts mobiles.

F. 12. Manches à plattes semelles, quadrillés et étranglés, en bas.

F. 13. Pièce en bois, creusée, quadrillée, emboitant le manche et le crochet du grand forceps d'*Ant. Dubois.*

F. 14. Portion du grand forceps d'*Ant. Dubois,* articulation à pivôt fixe et à verrou ou curseur, manche plat en fer, à crochet aigu, garni d'une olive; l'autre manche a sa pièce de bois de recouvrement.

F. 15. Manches en bois, à pans.

F. 16. Forceps ordinaire (en trois quarts), assemblé, articulation en mortaise évidée, et pivôt mobile, crénelé.

F. 17. Manches de *Levret,* avec rapporteur de barbette, articulation à pivôt fixe et verrou.

F. 18. Manches en bois à nœuds ou en chapelet.

F. 19. Brisure nouvelle du forceps, de *Charrière.*

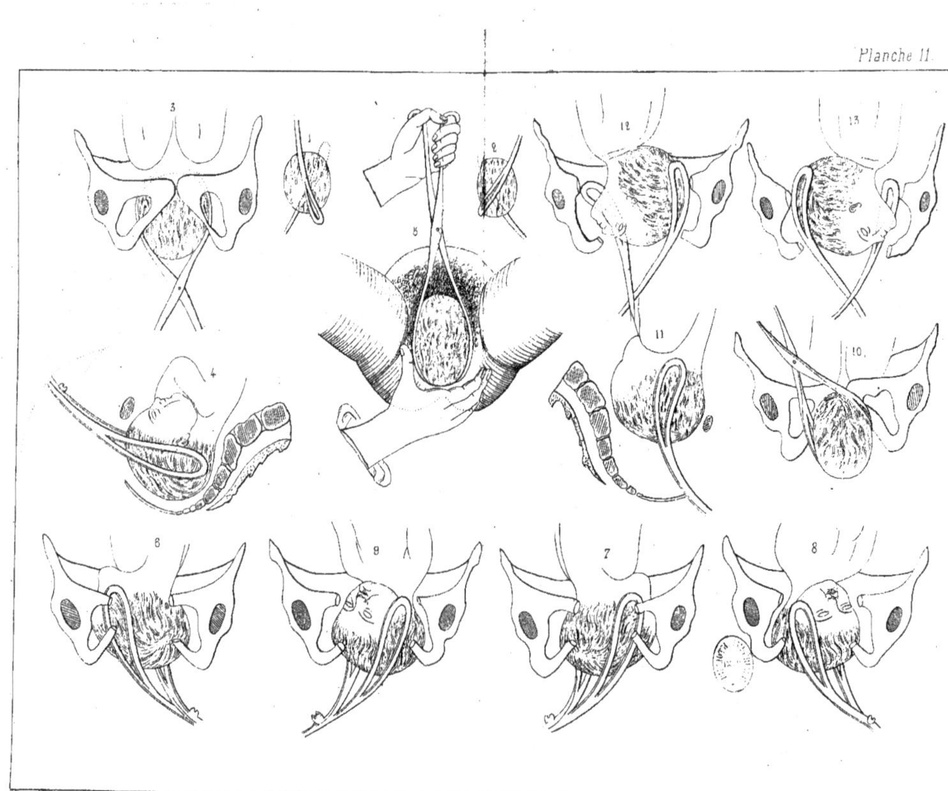

FORCEPS.

F. 1. La cuiller gauche, présentée presque verticalement au bas de la tête, sera basculée sous elle pour monter obliquement à la symphyse gauche. On la voit (en pointillé) rendue à ce point.

F. 2. La cuiller droite présentée, bien moins verticalement que la gauche, au bas et un peu plus sur le côté que la droite, sera basculée sous la tête et poussée obliquement à la symphyse droite. On la voit (en pointillé) rendue à ce point.

F. 3. Les deux cuillers rendues sur les côtés du bassin, y ayant été amenées par le mouvement de spirale.

(Position occipito-pubienne.)

F. 4. Position occipito-sacrée. Les deux cuillers placées sur les côtés du bassin, pour extraire en élevant; si c'était en abaissant, qu'on voulût extraire, les manches seraient comme dans la Fig. 3.

F. 5. La tête va franchir la vulve, le forceps qu'on n'a pas pu ou qu'on a pas voulu désarticuler est tenu de la main gauche; le périnée est soutenu par la main droite; pour cela l'opérateur s'est mis à droite.

F. 11. Application au-dessus du détroit supérieur.

F. 6. Application oblique, concavité des bords à gauche, position occipito-cotyloïdienne gauche.

F. 7. Application oblique, concavité des bords à droite, position occipito-cotyloïdienne droite.

F. 8. Application oblique, concavité des bords à gauche, position occipito-sacro-iliaque droite.

F. 9. Application oblique, concavité des bords à droite, position occipito-sacro-iliaque gauche.

F. 10. La tête, qui était oblique, étant devenue directe par rotation spontanée, le forceps qui était appliqué sur les côtés du bassin est devenu oblique (les manches devraient être en bas, il y a erreur).

F. 12. Application oblique, la concavité des bords à droite, position mento-sacro-iliaque droite.

F. 13. Application oblique, la concavité des bords à gauche, position mento-cotyloïdienne gauche.

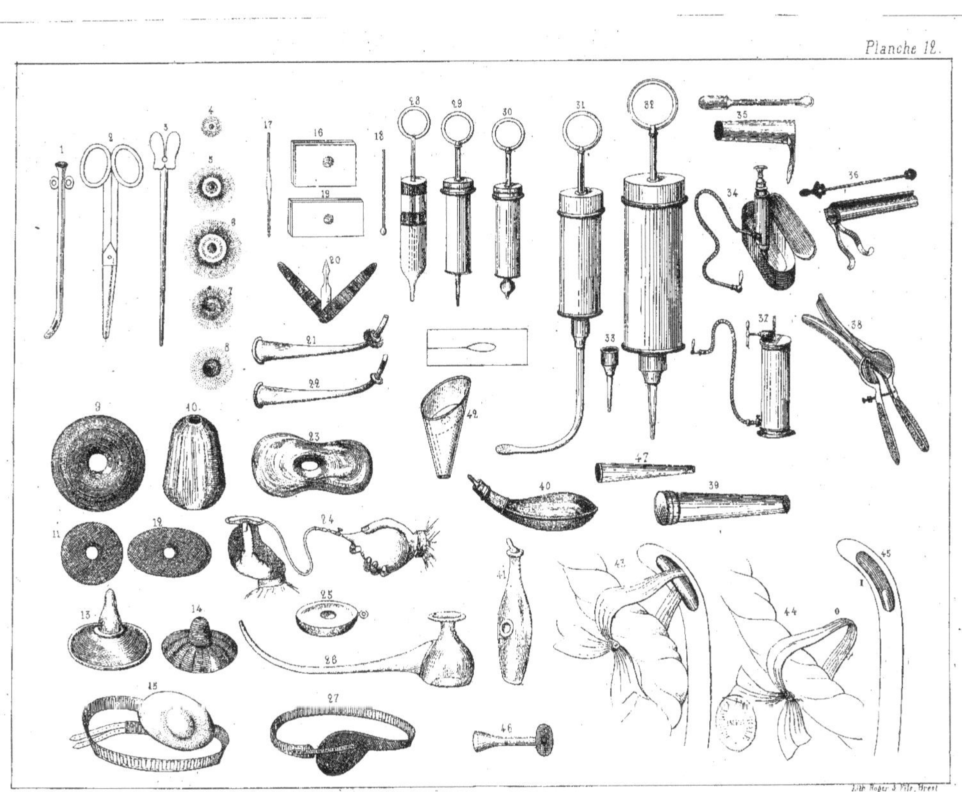

VACCINATION ET INSTRUMENTS DIVERS.

Lith. Roger & Fils, Brest.

F. 1. Sonde à femme.

F. 2. Ciseaux à pointes mousses.

F. 3. Sonde cannelée.

F. 4, 5, 6, 7, 8. Boutons de vaccin.

F. 9, 10, 11, 12, 23. Pessaires.

F. 24. Pessaire à insufflation, poire remplie d'air pour gonfler le pessaire, à tube et robinet.

F. 13, 14. Bouts de seins, à chapeaux.

F. 25. Verrine à sein.

F. 26. Tire-lait, aspirant, pour seins.

F. 15. Bandage herniaire ombilical.

F. 27.   —   crural, inguinal.

F. 17. Tube à vaccin *(Bretonneau)*.

F. 18.   --   *(Fiard)*.

F. 16, 19. Plaques chargées de vaccin.

F. 20. Lancette pour vacciner.

F. 21. Tube laryngien, à un seul œil, inférieur (de M. *Depaul)*.

F. 22. Tube laryngien, à deux yeux latéraux (pourvu d'une éponge).

F. 28. Seringue à injection, en verre.

F. 29, 30.   —   en étain.

F. 31. Seringue moyenne, à canule olivaire, pour injection chez les femmes.

F. 33. Syphon de rechange du n° 31, quand on veut employer cette seringue pour lavement chez les enfants.

F. 32. Grande seringue ordinaire, pour clystères.

F. 35. Spéculum en étain, avec manche et mandrin.

F. 36. Spéculum (en maillechort) à 3 valves et avec mandrin.

F. 38. Spéculum à 2 valves (en maillechort).

F. 39. Spéculum en verre ou en caoutchouc, sans brisure.

F. 34. Clysopompe.

F. 37. Irrigateur éguisier; avec dimensions beaucoup plus grandes, il sert pour l'accouchement et l'avortement prématurés.

F. 42. Cornet à chloroforme.

F. 40, 41. Biberons.

F. 46. Stéthoscope.

F. 47. Canule en caoutchouc, pour coiffer les syphons d'étains, afin que ce soit plus doux.

F. 43. Sonde dont le mandrin a traversé le ruban du cordon ombilical.

F. 44. Cordon ombilical, entouré d'un ruban.

F. 45. Sonde avec mandrin, pour traverser le ruban du cordon ombilical.

F. *sans chiffre.* Compresse fendue et évidée en ovale, pour mettre sur la bouche de l'enfant, quand on l'insuffle pour asphyxie.

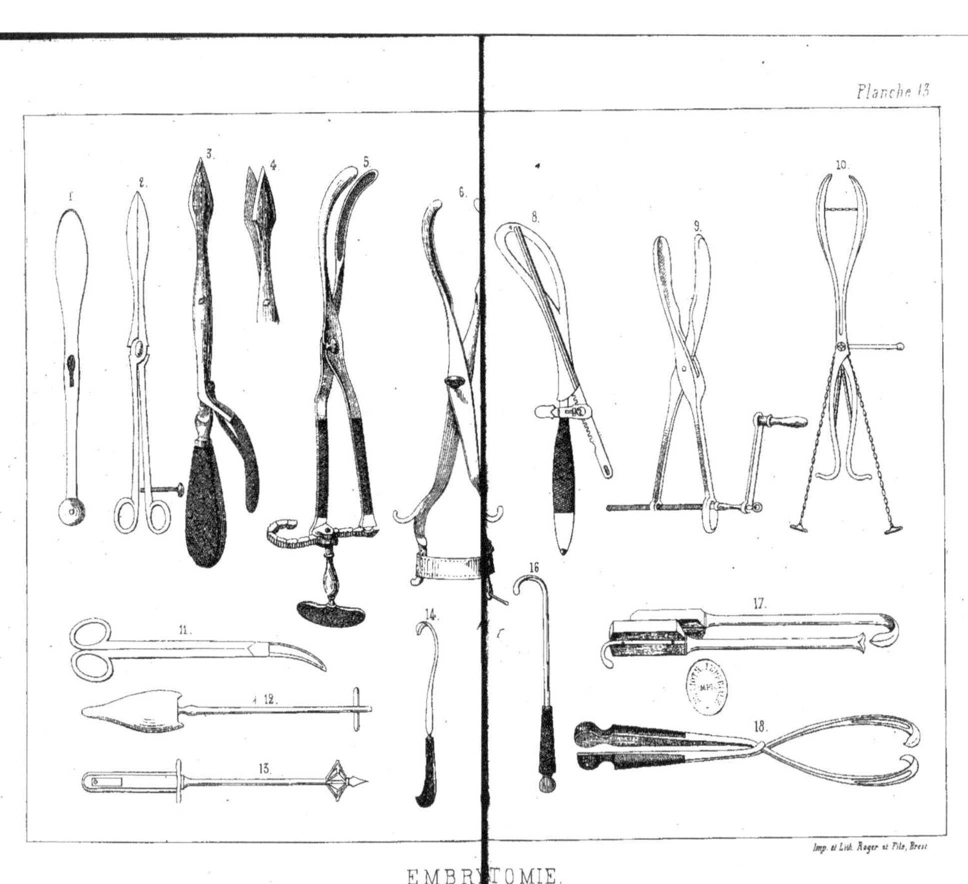

EMBRYOTOMIE.

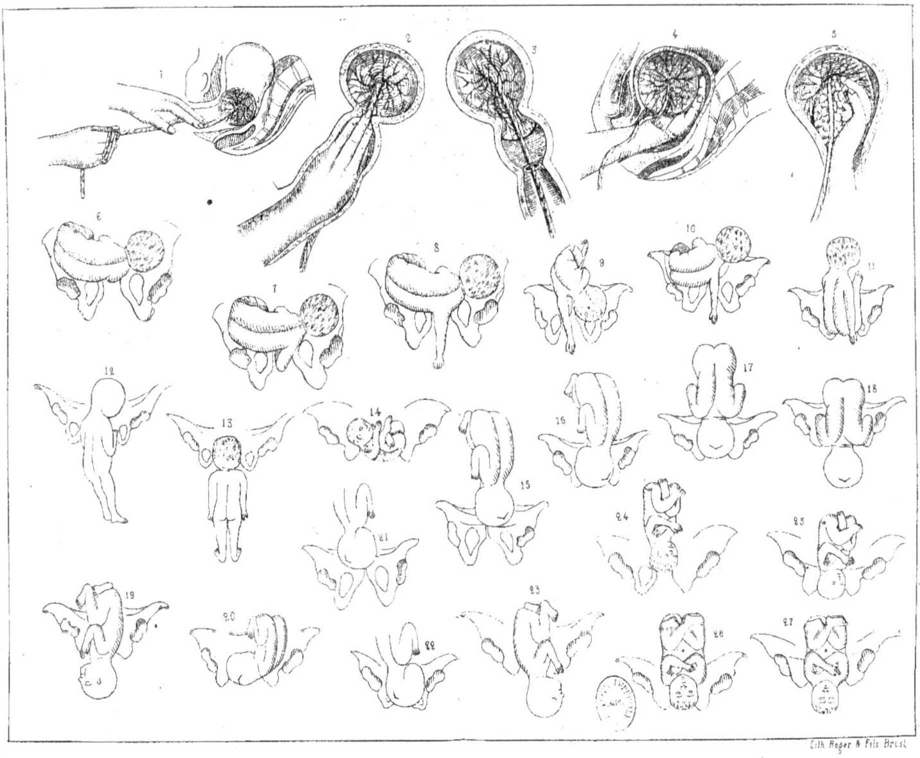

F. 1. Les doigts faisant poulie de renvoi pour l'extraction du placenta.

F. 2. Enchatonnement complet, les doigts dilatant pour pénétrer.

F. 3. Enchatonnement incomplet.

F. 4. La main ayant pénétré et montant pour coiffer le placenta, le saisir et l'amener en bas et au dehors.

F. 5. La main détruisant les adhérences par le bout des doigts (et non par le bord radial); il y a une portion du placenta qui est déjà décollée.

F. 6. 1er temps. De la présentation de l'épaule droite, 1re position (moignon dans le détroit supérieur).

F. 7. 2me — De la présentation de l'épaule droite, 1re position (bras fléchi ayant glissé le long du corps et s'étant engagé dans l'excavation.)

F. 8. 3me — De la présentation de l'épaule droite, 1re position (bras déplié et sorti).

F. 9. 1er — $\left.\begin{array}{l} \\ \\ \\ \\ \\ \end{array}\right\}$ Évolution spontanée du cas précédent, ou de l'épaule droite, 1re position.
F. 10. 2me —
F. 11. 3me —
F. 12. 4me —
F. 13. 5me —

F. 14. Évolution spontanée (en peloton, c'est la véritable), aisée pour les avortons, et possible pour les fœtus se rapprochant bien du terme, s'ils sont petits, morts et ramollis à l'excès.

F. 15. 1er temps. $\left.\begin{array}{l} \\ \\ \\ \\ \\ \end{array}\right\}$ Sommet, position occipito-cotyloïdienne gauche.
F. 16. 2me —
F. 17. 3me —
F. 18. 4me —
F. 19. 5me —

F. 20. Variété pariétale gauche.

F. 21. 1er temps. $\left.\right\}$ Sommet, position occipito-cotyloïdienne droite.
F. 22. 2me —

  3me — F. 17. $\left.\right\}$ Comme pour la position occipito-cotyloïdienne gauche.
  4me — F. 18.

F. 23. 5me —

F. 24. 1er — Sommet, position occipito-sacro-iliaque droite.
F. 25. 2me —

  3me — F. 17. $\left.\right\}$ Si la rotation se fait en avant, chose ordinaire.
  4me — F. 18.

  3me — F. 26. $\left.\right\}$ Si la rotation se fait dans le sacrum.
  4me — F. 27.

F. 23. 5me —

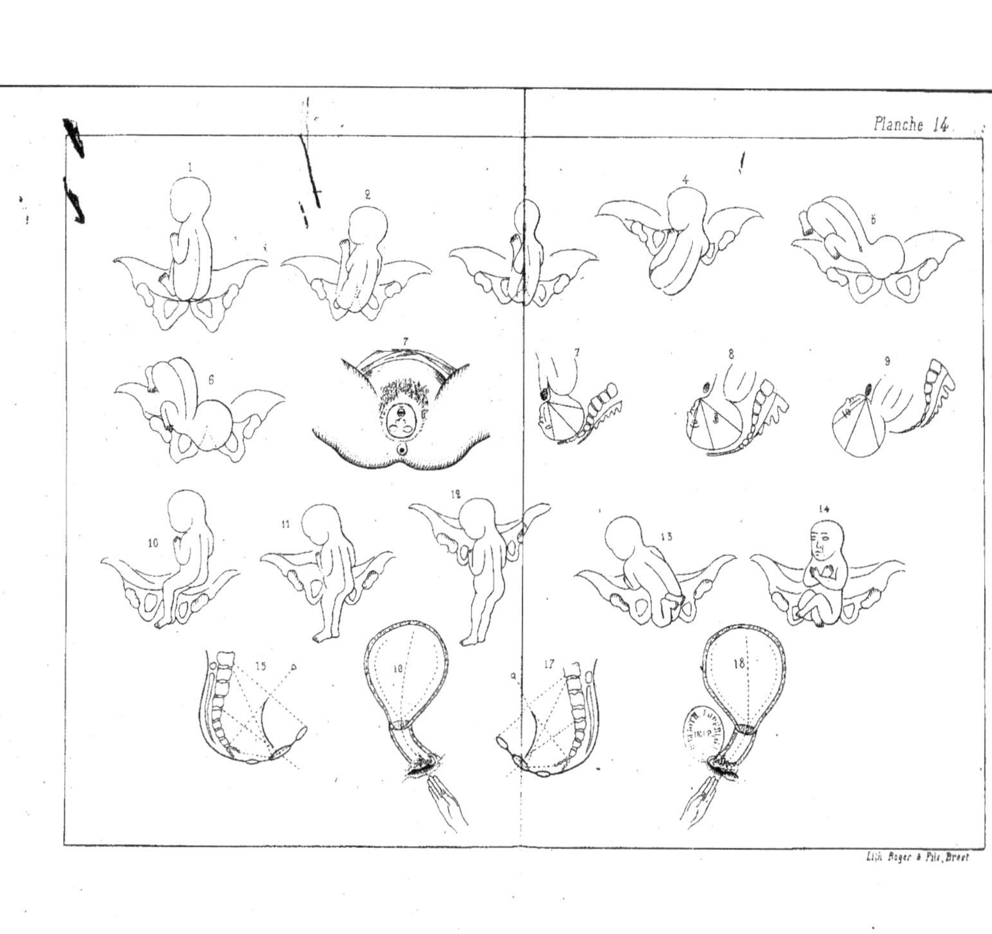

F. 1. 1ᵉʳ temps. . . . . ⎞
F. 2. 2ᵐᵉ id. . . . . ⎟
F. 3* 3ᵐᵉ id. (*Le tronc devrait être tordu sur le côté gauche*). . ⎬ Présentation du siège.
F. 4. 4ᵐᵉ id. . . . . ⎟
        5ᵐᵉ id. (voir *Pl. 13*, F. 18.) ⎠

F. 5. 1ᵉʳ temps. . . . . ⎞
F. 6. 2ᵐᵉ id. . . . . ⎟
F. 7. 3ᵐᵉ id. (de face). . . . . . ⎟
F. 7. (à côté) 3ᵐᵉ temps. (de profil). ⎬ Présentation de la face.
F. 8 et 9. 4ᵐᵉ temps. . . . . ⎟
        5ᵐᵉ temps. (voir *Pl. 13*, F. 19). ⎠

        1ᵉʳ temps (F. 1). . . . . . . ⎞
F. 10. 2ᵐᵉ id. . . . . . . : . . . ⎟
F. 11 et 12. 3ᵐᵉ temps. . . . . . . ⎬ Présentation des pieds.
        4ᵐᵉ temps (voir *Pl. 13*, F. 13). ⎟
        (5ᵐᵉ id. sortie de la tête). ⎠

F. 13. Présentation des genoux.

F. 14. Présentation du pelvis complet.

F. 15. Plans et axes du bassin, parties molles et dures, côté gauche.

F. 16. Vulve, vagin, utérus, position de la main pour pénétrer; elle suivra les axes vulvo-sacré et vaginal jusqu'au détroit supérieur et se portera ensuite, selon le cas, soit en avant de l'utérus, soit en arrière, soit sur le côté.

F. 17 et 18. Les mêmes que les précédentes, mais du côté droit.

Ces quatre figures montrent comment on doit suivre les axes de la vulve, du détroit inférieur, de l'excavation et du détroit supérieur, en s'accommodant au vagin et à l'utérus. C'est la marche spontanée du fœtus pour sortir ; quand on veut l'extraire par la version, le forceps ou les instruments d'embryotomie, il faut s'approprier à ces directions successives en entrant comme en sortant.

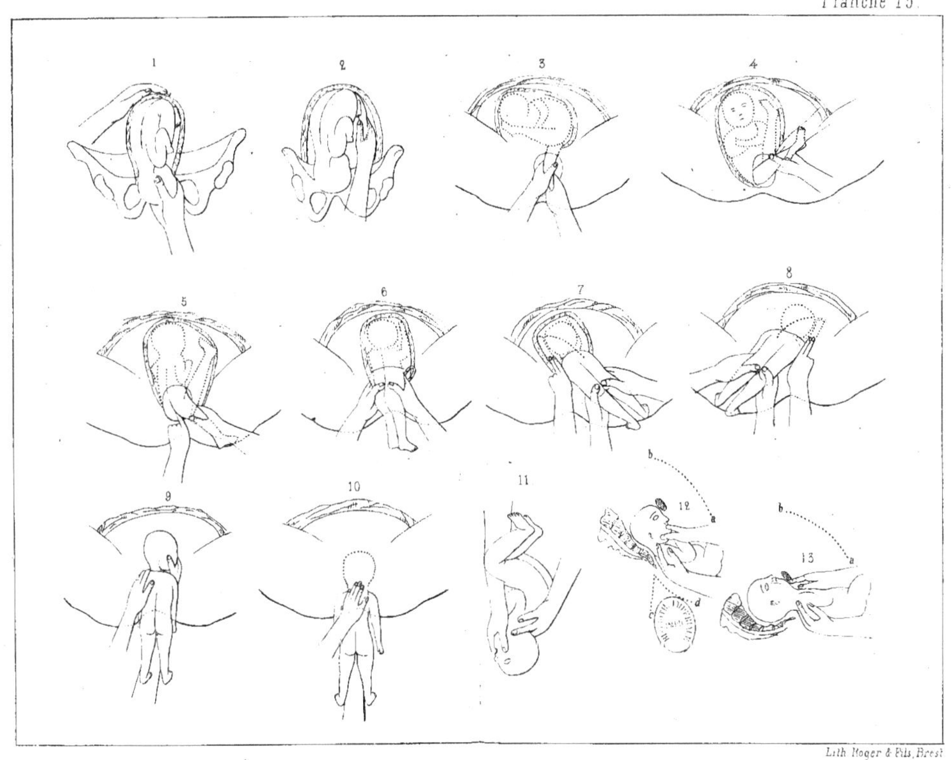

Version pour le sommet en position occipito-cotyloïdienne droite (c'est de même pour l'occipito-iliaque transverse droite, l'occipito-sacro-iliaque droite et pour la mento-cotyloïdienne gauche de la face, la main se porte en avant, en arrière, ou au milieu, selon le cas).

F.   1. La tête est refoulée en haut pour être mise dans la fosse iliaque droite.

F.   2. La tête est dans la fosse iliaque droite, la main va prendre un membre inférieur et tombe sur le pied droit, qu'elle amène au dehors.

F.   3. Le bas de la jambe, couvert d'un linge, est saisi par les deux mains et tiré en bas et à droite.

F.   4. Le genou, couvert d'un linge, est pris à deux mains; on tire en haut et à gauche; quand le siège est à la vulve, la main droite abaisse le membre droit, l'index gauche entre dans le pli de l'aîne gauche (voir la pl. 16, F. 8) puis on tire et l'on commence en même temps la rotation.

F.   5. On tourne un peu davantage (comme dans la F. 6) et l'on continue l'extraction en tirant en bas; quand l'ombilic sort, on fait une anse de cordon (F. 6), c'est alors que le deuxième membre se dégage et tombe.

F.   6. Les hanches, garnies d'un linge, sont saisies à deux mains, tirant droit en bas; dès qu'il y a place, par un peu de sortie du tronc, les 2 mains d'un aide, posées plus haut, tirent aussi en bas jusqu'à voir la racine des bras.

F.   7. Le tronc est porté en haut et à gauche par les 2 mains d'un aide; s'il n'y en avait pas, ce serait par la droite de l'opérateur, mise sous le flanc gauche; les index et médius vont loin saisir le bas du bras postérieur, qui est sur le plancher, le pouce le tenant à l'opposé; pour le dégager, on lui fait suivre la ligne ponctuée en rasant la face et le cou; on élève la poitrine.

F.   8. Le tronc est porté en bas et à droite, les index et médius droits dégagent le bras antérieur, comme le précédent, en suivant la ligne ponctuée.

F.   9. Les index et médius droits étant en crochet dans la bouche, la main gauche, tenant l'épaule gauche garnie d'un linge, on fléchit et l'on fait la rotation à droite, on extrait même ainsi, aisément. (La main gauche est mal représentée, elle doit être horizontale pour mieux tenir).

F. 10. La rotation est faite. Pour fléchir la tête, on a employé la pulsion sur l'occiput, par les doigts gauches, ce qui a peu d'action; on les reporte ensuite en fourche sur le cou ou bien à l'épaule; les index et médius, bien plus puissants, tirent en bas et en avant; ils sont aidés par les précédents qui tirent en même temps qu'eux.

F. 11. Les index et médius droits sont dans la bouche, les gauches, écartés, sont en fourche sur le cou; le corps de l'enfant, à cheval sur le bras droit, est élevé graduellement jusqu'à être même porté sur le ventre de la mère; les deux mains opèrent l'extraction, en tirant ensemble.

F. 12. Le plan sternal du fœtus est resté en avant, malgré tout ce qu'on a fait pour l'éviter, ou bien quand on n'a rien fait pour cela; 1er cas, la tête est fléchie; les doigts droits dans la bouche tirent en bas et en flexion, les gauches directement en bas, en *D*, ou mieux en bas et en arrrière, en *C*; si cela ne réussit pas, les doigts gauches tirent en élevant et en fléchissant le tronc de *a* en *b*; cela doit réussir si la tête est basse et la face entre les branches de l'arcade pubienne.

F. 13. Même situation occipito-sacrée, 2me cas, tête étendue; les doigts droits poussent sur le haut du cou, les gauches tirent de *a* en *b* en élevant graduellement le tronc pour l'amener vers le ventre de la mère.

Les manœuvres, pour les deux cas occipito-sacrés, parfois courtes, peuvent être longues, laborieuses, sans succès; quand, d'emblée, on n'a pas de réussite, on tente la rotation à gauche (les index et médius dans la bouche); mieux vaut commencer par là, si la tête est un peu haute; si tout cela échoue, le forceps est la ressource ou bien l'embryotomie; mais quelque mode qu'on emploie si l'extraction n'est pas rapide, l'enfant meurt. Dans la position occipito-pubienne, c'est de même lorsque l'extraction de la tête est tardive.

Planche 16.

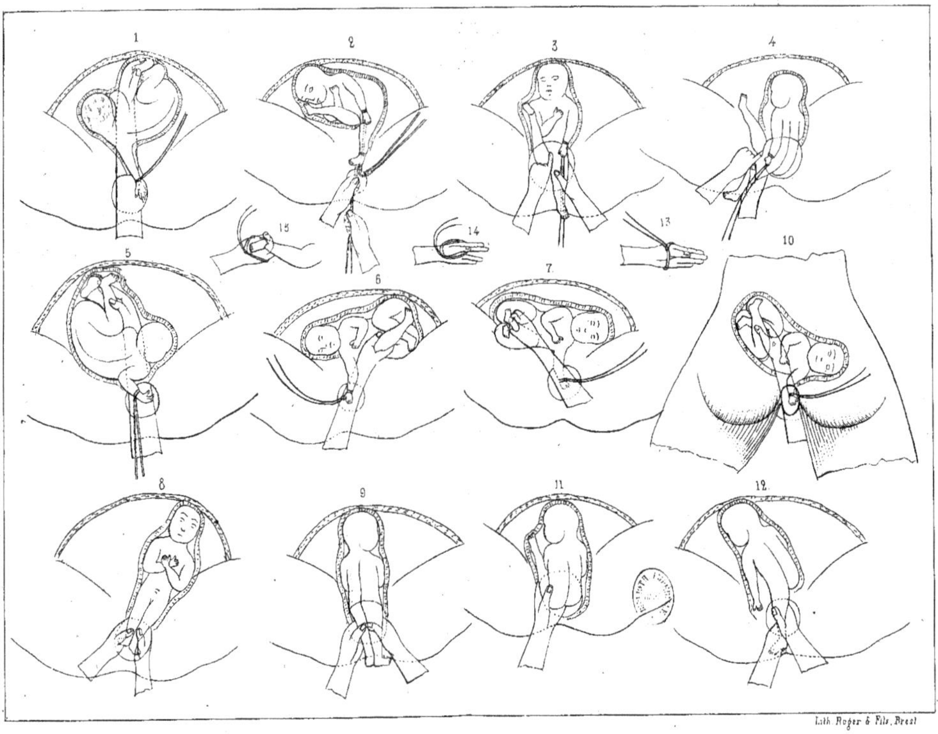

Lith. Roger & Fils, Brest

F. 1. Epaule gauche, 2me position, la main gauche s'emparant d'un pied.

F. 2. Cuisse gauche, un lacs placé sur le pied à l'intérieur, les deux mains tirant pour le faire sortir.

F. 3. Cuisse gauche sortie, main droite la tenant ainsi que le lacs et la main, index gauche dans le pli de l'aîne pour tirer en bas et au dehors en faisant la rotation.

F. 4. La rotation est faite, le siège un peu sorti, les mains se trouvent croisées.

F. 5. Épaule droite, 1re position, la main droite prenant une jambe.

F. 6. Épaule droite, 2me position, la main droite saisissant un pied.

F. 7. Épaule gauche, 1re position, la main droite saisissant les 2 pieds.

F. 8. Les deux pieds tenus à deux mains qui tirent à faire sortir les cuisses jusqu'au tiers supérieur, puis les mains changent de côté, la gauche, passant derrière les cuisses, empoigne celle de gauche, la main droite prend la cuisse droite, et toutes deux tirent en bas, faisant en même temps la rotation à gauche.

F. 9. La rotation est faite; on tire en bas; on continuera et on achèvera l'extraction comme il a été dit ailleurs.

F. 10. Situation sur les mains et les genoux (à quatre pattes), exceptionnelle, ayant réussi diverses fois, quand on avait échoué par devant. L'enfant est vu par le plan sternal, parce que l'accoucheur est placé en arrière de la malade.

F. 11. Présentation du siège, 1re position, la main gauche saisissant le siège à pleine main et le poussant en haut, pour le mettre dans la fosse iliaque gauche, de là elle va prendre le pied gauche, pour l'amener au dehors.

F. 12. La jambe étant dehors, les 2 mains l'empoignent pour continuer l'extraction; quand le siège paraît, pour le faire mieux sortir, on s'aide d'un doigt dans le pli de l'aîne, puis on continue et l'on achève l'extraction comme il a été dit ailleurs.

F. 13. Disposition ordinaire du lacs.

F. 14. Disposition selon nous. Il est passé entre l'annulaire et le médius, les 2 chefs sont portés entre l'ombillic et l'épine iliaque; il y reste tant qu'on a à tirer sur lui; l'index et le médius gauches poussent d'abord la moitié supérieure, ensuite la moitié inférieure, de nouveau la moitié supérieure, puis l'inférieure, le pouce, en arc-boutant, retient cette dernière contre le talon, on étend les deuxièmes phalanges des index et médius, et dès que la moitié supérieure du lacs est sur le haut du plan incliné qu'elles forment, on dit de tirer sur le lacs qui arrive à sa destination et serre le bas de la jambe.

F. 15. La main tenant le pied pour qu'on y pousse le lacs.

La main est de champ pour la manœuvre, ici nous la représentons autrement pour qu'on voie mieux les détails.

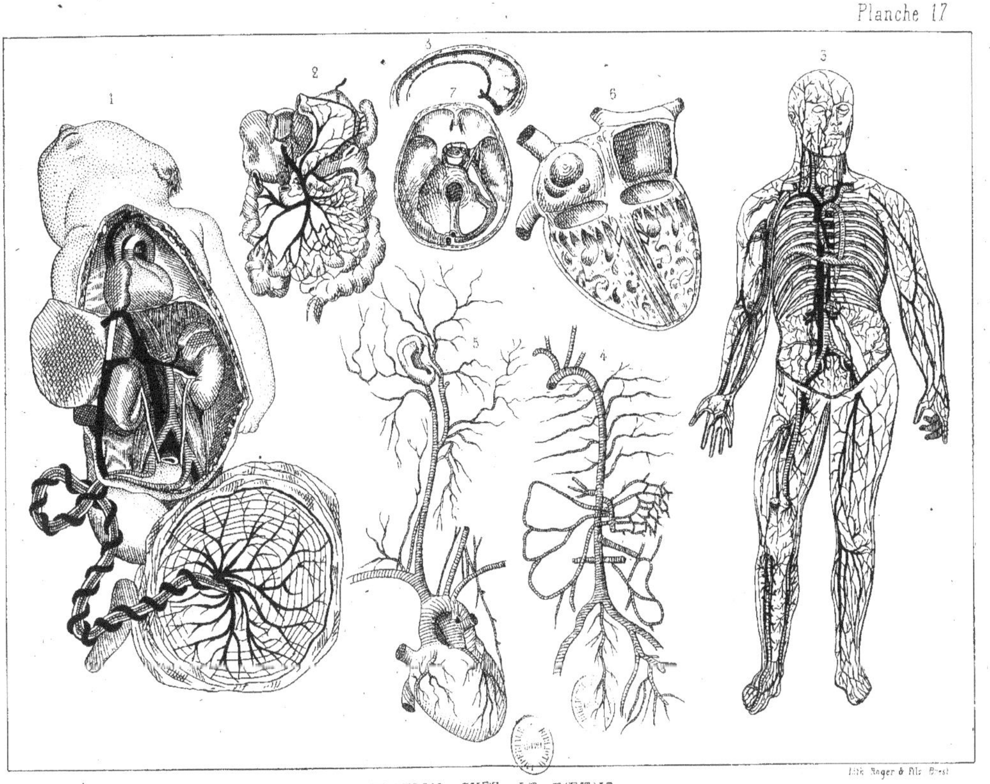

CIRCULATION CHEZ LE FŒTUS.

F. 1. Les tuyaux rayés sont les artères; pour mieux distinguer le *canal artériel*, on en a fait un tuyau blanc (il continue l'artère pulmonaire et tombe dans la crosse de l'aorte).

Les tuyaux noirs sont les veines ; on a laissé blanc le *canal veineux* (continuation et fin de la veine ombilicale, allant tomber dans la veine cave).

Le placenta ne présente que ses veines, on a supprimé les artères ; le cordon ombilical a ses deux artères (droites) et sa veine en spirale.

F. 2. La veine porte, formée par les veines provenant de la rate, de l'estomac, du pancréas et des intestins.

F. 3. (Les veines sont noires, les artères rayées). Les membres gauches ne présentent que les veines superficielles; les membres droits ont les veines profondes et les artères; la tête offre les veines, le cou a les veines et les artères.

L'abdomen et la poitrine, ouverts, montrent le diaphragme, l'aorte et ses divisions, les veines caves supérieure et inférieure, leur communication par les azygos; le cœur est enlevé pour qu'on voie mieux les tuyaux ci-dessus.

F. 4. L'aorte, sa crosse, les trois tuyaux qui en partent pour le cou, la tête et les membres supérieurs; l'aorte descendante, avec les intercostales, le tronc cœliaque, la mésentérique supérieure, l'inférieure, les rénales ; sa fin, donnant la sacrée moyenne et les iliaques primitives, auxquelles succèdent les iliaques externe et interne; cette dernière est subdivisée.

F. 5. Le cœur, l'artère pulmonaire, l'aorte ascendante et ses divisions.

F. 6 *et* 7. Sinus crâniens, les uns ouverts, les autres complets.

F. 8. Le cœur ouvert; dans son milieu, du haut jusqu'en bas, une cloison : à droite, veines caves supérieure et inférieure, oreillette droite offrant la valvule d'Eustache (croissant), le trou de Botal et celui des veines propres du cœur, au-dessous, l'orifice auriculo-ventriculaire droit ; plus bas, le ventricule droit et l'origine de l'artère pulmonaire.

A gauche les veines pulmonaires, la cavité de l'oreillette gauche; au-dessous d'elles, l'orifice auriculo-ventriculaire gauche; plus bas, le ventricule gauche et l'origine de l'aorte.

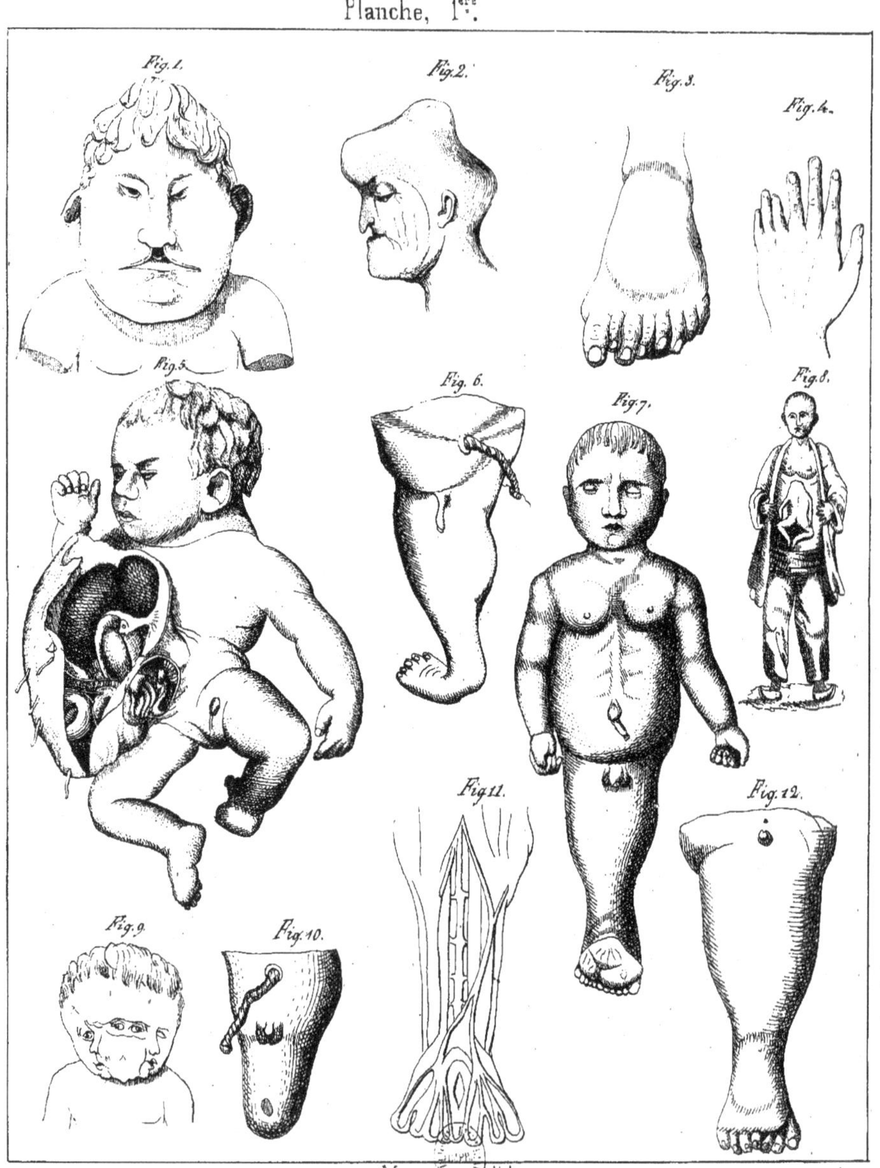

Monstruosités.

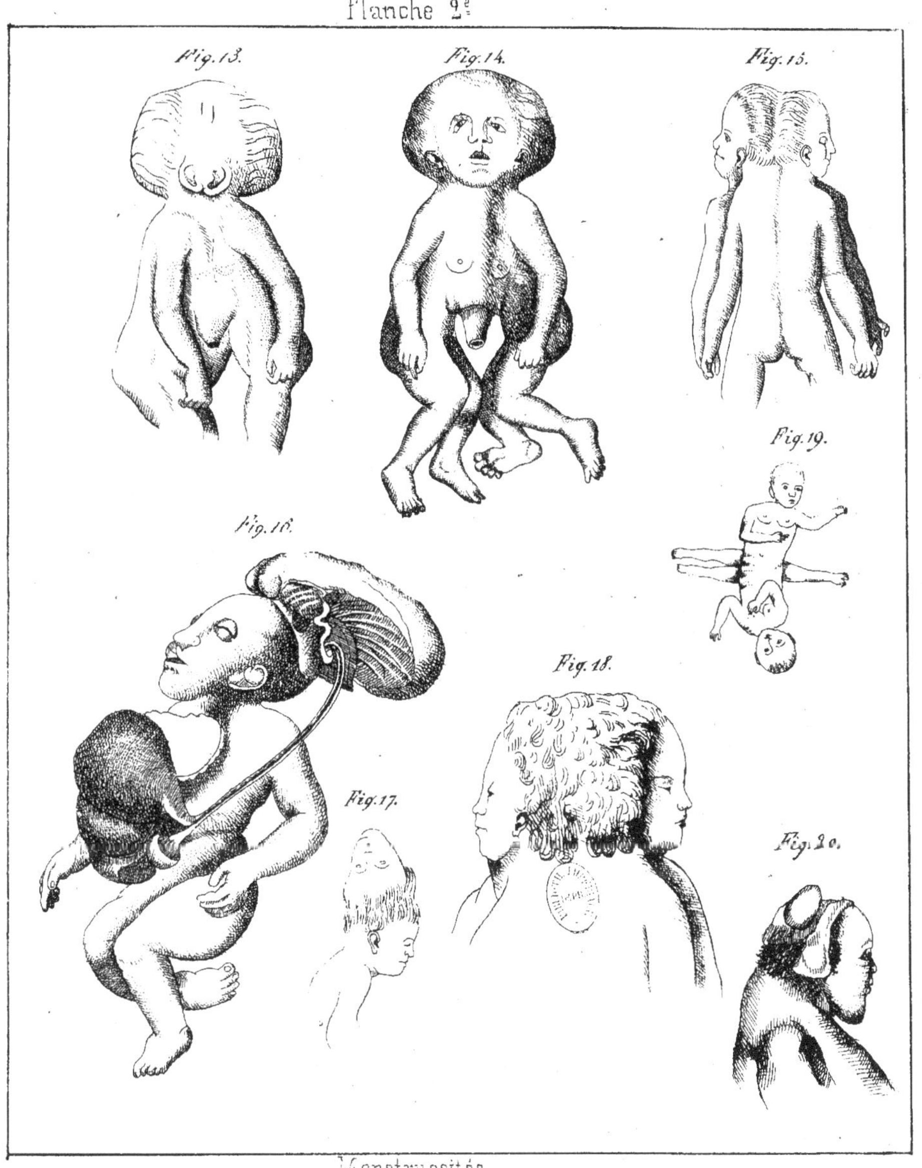

Monstruosités.

F. 13. Iniope vu du côté où la face manque.
F. 14. Iniope vu du côté où la face existe.
F. 15. Janiceps.
F. 18. Janiceps.
F. 19. Ischiopage.
F. 17. Épicome.
F. 16. Célosome.
F. 20. Thlipsencéphale.

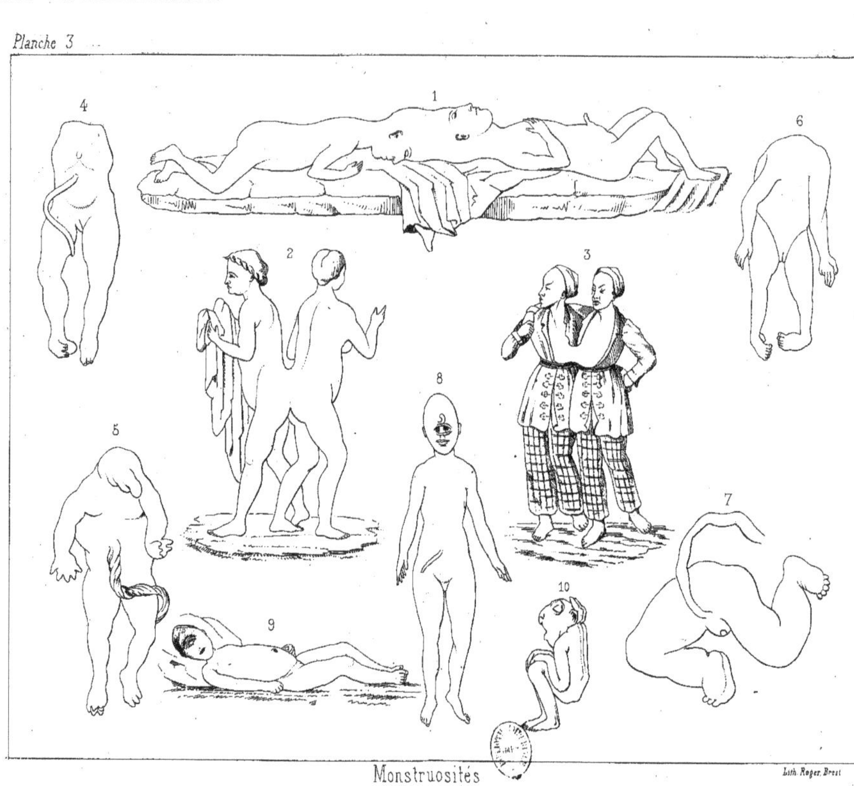

Monstruosités

F. 1. Céphalopage.

F. 2. Pygopage (Hélène et Judith).

F. 3. Xyphopage (les frères Siamois).

F. 4. Péracéphale (de Vogli).

F. 7. Péracéphale (de Bonn).

F. 5. Hémi-acéphale.

F. 6. Acéphale.

F. 8. Rhinocéphale.

F. 9. Cyclocéphale (Marie Ropars, Brest).

F. 10. Momie d'anencéphale.

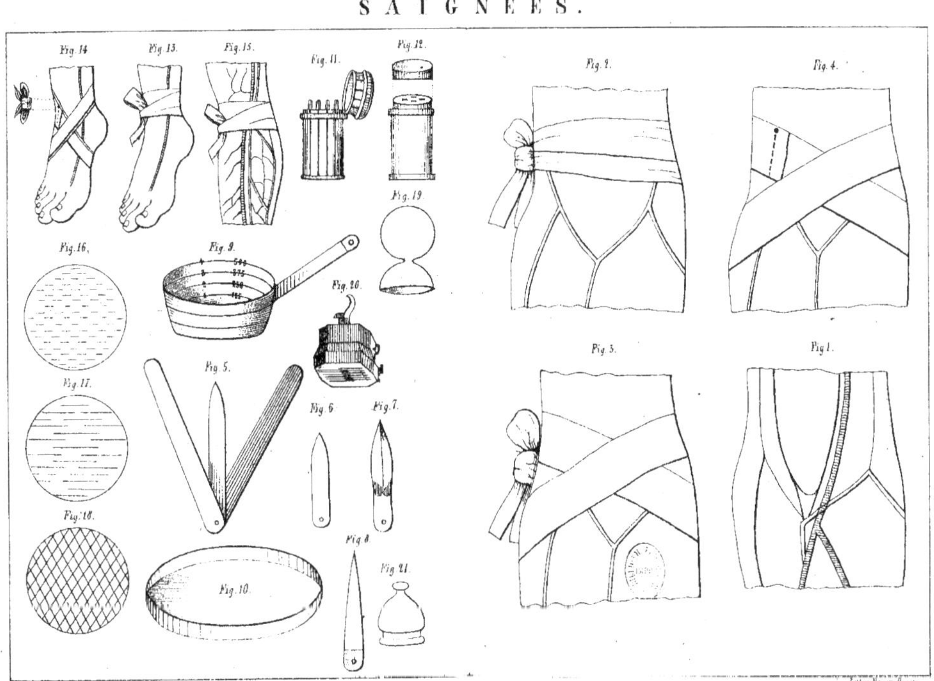
Fig. 14.
Fig. 13.
Fig. 15.
Fig. 11.
Fig. 12.
Fig. 2.
Fig. 4.
Fig. 19.
Fig. 16.
Fig. 9.
Fig. 20.
Fig. 17.
Fig. 5.
Fig. 6.
Fig. 7.
Fig. 3.
Fig. 1.
Fig. 18.
Fig. 8.
Fig. 21.
Fig. 10.
Lithog Heyer Geest.

www.ingramcontent.com/pod-product-compliance
Ingram Content Group UK Ltd.
Pitfield, Milton Keynes, MK11 3LW, UK
UKHW020909120726
13693UKWH00003B/962